Docteur HENRI HURON

MÉDECIN-DENTISTE

Ex-Externe des Hôpitaux
Ancien Préparateur de physiologie de la Faculté de Médecine de Nancy
Ancien Chef de clinique de l'École Dentaire française de Paris

L'Anesthésie générale au Chlorure d'Éthyle pur

NANCY

IMPRIMERIE BERGER-LEVRAULT ET Cie

18, rue des Glacis, 18

1907

Docteur HENRI HURON

MÉDECIN-DENTISTE

Ancien Préparateur de physiologie de la Faculté de Médecine de Nancy
Ancien chef de clinique de l'École Dentaire de Paris

L'Anesthésie générale au Chlorure d'Éthyle pur

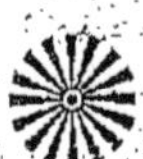

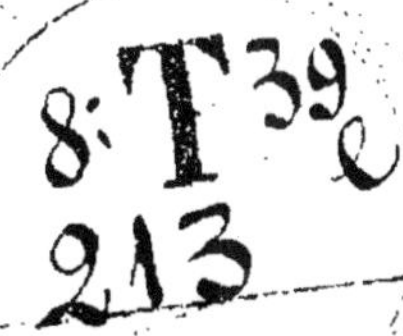

PRÉFACE

Mon cher Confrère,

Vous m'exprimez le désir d'avoir de moi quelques mots de préface, et je prends un plaisir tout particulier à y répondre, parce que vous êtes un vaillant élève de notre École Dentaire Française, et parce que vous êtes aussi un travailleur consciencieux.

J'ai lu avec un vif intérêt l'étude très complète que vous avez faite des anesthésiques depuis leur origine jusqu'à nos jours, et en particulier du **Chlorure d'éthyle**; *c'est un travail de documentation scientifique en même temps que l'on sent l'expérimentation personnelle. C'est à ce titre, surtout, qu'il intéressera les anciens et les jeunes, qui pourront en tirer profit, chacun suivant l'adaptation qu'il pourra en faire. Je la ferai lire à nos jeunes étudiants en chirurgie dentaire; ils y puiseront des éléments nécessaires à leurs examens d'abord, à leur pratique ensuite.*

Ce début, mon cher Confrère, me fait espérer que vous n'en resterez pas là; nous accueillerons avec le même intérêt tous vos travaux relatifs à l'art dentaire.

Dr ROUSSEAU,

Directeur de l'École Dentaire française de Paris
Dentiste des Hôpitaux et des Manufactures de l'État

Paris, 20 juin 1907.

L'Anesthésie générale

au Chlorure d'Éthyle pur

Chlorure d'éthyle pur.
Æthylium chloratum.
Éther *hydrochloratus.*
Éther *muriatus.*
Éther chloro-oxygéné, c'est-à-dire le monochlorethan.
$C^2 H^5 Cl$.

HISTORIQUE

Il y a quelques années, le maître Simpson citait un passage de la Genèse, pour rechercher les souches de l'anesthésie, le Seigneur enlevant la côte d'Adam, notre ancêtre, sous un sommeil profond : *Immisit ergo Dominus Deus soporem in Adam!!!*

Depuis Dieu, l'anesthésie fit des progrès :

Hippocrate la considérait comme un privilège divin; mais depuis et petit à petit on vit apparaître d'abord des drogues plus ou moins soporifiques, puis le fameux remède de la colère et de la tristesse que fabriquaient les femmes de Thèbes et qui est resté dans notre moderne pharmacopée sous le nom d'extrait thébaïque; au fond ce n'était là aussi qu'une drogue narcotique.

Les Assyriens avaient pour coutume de lier les veines de la gorge avant de circoncire les jeunes gens.

Pline fait mention de la pierre de Memphis qui, broyée et mélangée à du vinaigre, donnait de l'insensibilité locale.

Dioscoride parle avec emphase de la mandragore.

Théodoric, par son éponge imprégnée d'un philtre inconnu, faisait des anesthésies, dit Jehan Canappe, « que aucuns comme lui, aucuns leur donnent médecines abdormitives, afin que ne sentent incisions, comme opiums saccusi, etc., et plongent dedans esponges et la laisse seicher au soleil et quand il est nécessité ils mettent cette esponge en eaul chaude et leur donnent à odorer tant qu'ils prennent sommeil et s'endorment et quand ils sont endormis ils font l'opération ».

Le népenthès dont parle l'*Odyssée*, préparé par les mains d'Hélène, avait la vertu de faire oublier toute douleur ; c'était un narcotique au même point que la préparation de Machaon, endormant les souffrances de Philoctète pour panser ses plaies.

Les esprits recherchèrent alors ces narcotiques et depuis le somnolent pavot que Morphée employait sur sa molle couche jusqu'à la laitue de nos sorcières, le lierre terrestre, la morille et la jusquiame se disputaient à l'envi.

Les philtres antiques ne sont point ignorés de notre civilisation moderne et sont même, en certains milieux, dans un honneur qui, il faut l'espérer, sera détrôné un jour ou l'autre pour le bien de nos générations futures; car, si maintenant le haschich des Chinois n'est plus employé, combien goûtent l'ivresse éthylique pour se donner le cœur de subir une minime opération!

Dans les temps modernes, ce sont des préparations somnifères qui ne sont point divulguées et que l'on se passe de bouche en bouche. Pour avoir une nomenclature de tous ces narcotiques, il faut aller jusqu'à Courty, de Montpellier, dans sa thèse de concours (1847) où il parle d'une désarticulation de la hanche, faite à Berne sur une femme narcotisée par l'opium.

Tous ces procédés se rapportent aux moyens chimiques, mais d'autres encore furent employés. Un de nos professeurs de philosophie nous remémorait souvent que nous étions comme les moines du mont Athos qui, contemplant leur nombril, tombaient en extase. Il en est de même des Aissaouas de notre colonie algérienne qui arrivent au même but en écoutant un bruit prolongé et monotone; des fakirs de l'Inde qui regardent fixement un point brillant; c'est pour ainsi dire de l'anesthésie mécanique qui ne réussit, il faut le dire, qu'à un nombre restreint de personnes.

Enfin, par un de ces heureux hasards dont la nature seule est maîtresse, Humphry Davy, en 1798, trouve l'oxyde vitreux nommé protoxyde d'azote, ayant des propriétés anesthésiques indiscutables; tous les médecins étrangers s'en servirent et, comme toujours, les Français seuls, tels que Vauquelin, Orfila, Thénard, dressèrent contre le gaz hilarant un acte d'accusation en règle.

Alors vint Horace Wels, le père de l'anesthésie véritable. Inutile est, croyons-nous, de rappeler les découvertes de cet humanitaire, car après lui vint la période active de l'anesthésie. Flourens, Furnell, Simpson, Jackson, Simonin (de Nancy) combattent la douleur par l'éther, le chloroforme, et enfin Semblas nous donne le bromure d'éthyle.

Éther, chloroforme, protoxyde d'azote, bromure d'éthyle, cocaïne se disputèrent à l'envi, ayant de réels dangers ou étant d'application difficile, même inapplicables dans certains cas, quoique la hardiesse et quelque peu la manière d'administrer ces produits mieux purifiés fassent souvent table rase avec succès de certaines appréhensions !

LE CHLORURE D'ÉTHYLE

Ses origines

Depuis quelque temps, à l'appui de ces considérations trop sommaires, il s'est manifesté de grands efforts pour trouver un produit qui, par ses qualités, puisse supplanter ou aider dans de larges mesures ces anesthésiques dangereux. Il en est un, nous voulons parler du **chlorure d'éthyle** pur, qui, à notre avis, semble remplir toutes les conditions désirables, puisqu'il nous donne la sécurité, la rapidité et la simplicité. Ce produit a été essayé autrefois par Flourens, Fracey, Bodri, Harlier, et, malgré cela, M. le professeur Dastre le trouve, en 1890, sans intérêt.

Cependant, employé couramment en anesthésie locale par réfrigération, par de nombreux chirurgiens-dentistes pour des avulsions dentaires, le **chlorure d'éthyle** fut appliqué un jour pour l'avulsion d'une dent de sagesse.

Le malade en respira les vapeurs, et l'opérateur, M. Carlson, de Gotenbourg, constata que son patient était sous l'influence d'une anesthésie générale; le malade, revenu rapidement à son état normal, ne ressentait aucun malaise.

On fit alors des expériences et les docteurs Soulier, Ludwig, Brian, Hacker obtinrent les mêmes résultats satisfaisants.

Ainsi naquit l'anesthésie générale par le **chlorure d'éthyle.**

Son étude physiologique

Comme on le sait, il faut, pour qu'il y ait anesthésie par un gaz, c'est-à-dire perte de la sensibilité consciente, que ce gaz s'additionne par inhalations à l'air atmosphérique et forme par là sa physiologie particulière. A l'air, ce mélange d'azote et d'oxygène est propre à cela, en ce sens que nous avons deux gaz en présence, dont l'un, l'Az, très stable, l'autre, l'O, très instable.

Répandu dans l'économie par l'intermédiaire des globules sanguins, il faut pouvoir déplacer rapidement cet O par le gaz en question, mais pouvoir l'éliminer non moins rapidement pour avoir toute sa sécurité, et puisque, comme le dit le professeur Dastre, « le sang, pourvoyeur universel, va puiser la substance anesthésique dans le poumon, véritable comptoir des échanges gazeux, et la convoie telle qu'il l'a reçue jusqu'aux éléments et tissus de l'économie », c'est la voie pulmonaire qui nous servira d'intermédiaire entre notre gaz et le milieu intérieur de notre organisme.

Or, la physiologie nous apprend qu'il faut que la tension des gaz anesthésiques soit supérieure à celle de l'O pour se substituer à lui dans une certaine proportion à l'intérieur des alvéoles pulmonaires, et que plus un gaz est volatil, plus grande est sa tension, par conséquent, plus la substitution de l'O sera facile.

La surface pulmonaire nous offre une étendue de 200 mètres carrés : le sang, gonflant les capillaires pulmonaires d'un diamètre de 10 μ., est en contact avec l'air ambiant de tous côtés pour ainsi dire. Si l'on considère de plus que la masse totale de notre milieu intérieur, évaluée à 5 l 2/5, circule dans ces capillaires à parois minces, donnant par leur organisation des plus simples une endosmose et une exosmose des plus faciles, il est aisé de comprendre qu'un gaz, dans de telles conditions, y exercera tous ses avantages.

D'un autre côté, quelle est la quantité d'éléments gazeux que peut contenir notre organe respiratoire, autrement dit quelle est notre capacité respiratoire, où se fait notre échange gazeux? Cette capacité a été évaluée par Grehaut à 3 litres en moyenne; mais si nous sommes en présence de 3 000^{cc} d'air, composé de l'air résiduel et de l'air de réserve, il passe à travers ces 3 litres une moyenne de 500^{cc} d'air par inspiration; ce sont ces 500^{cc} qui nous apportent le gaz anesthésique qui est diffusé dans notre appareil; ces produits de ventilation se mélangent intimement; on a donc 2 litres de sang en présence de 3 500^{cc} de gaz anesthésiant. Il est aisé de comprendre qu'en présence d'un gaz aussi volatil les effets se fassent vite sentir.

Ces conditions sont réalisées avec le **chlorure d'éthyle,** car sa volatilité est extrême, il se substitue rapidement à l'O des globules et son élimination est très rapide.

Les anesthésies le prouvent, car à la deuxième ou troisième forte inspiration le malade est endormi; on lui enlève le masque et il est aussitôt réveillé.

Caractéristiques chimiques et physiques

Par quel mécanisme a-t-on une rapidité si foudroyante et à quoi tient une telle volatilité? Si le produit est volatil, comment l'administrer? Cette volatilité du **chlorure d'éthyle** est due justement à sa pureté. C'est un produit très mobile, à odeur d'éther caractéristique; son point d'ébullition est + 12°,5 et si on l'applique sur les téguments de notre corps, il peut en abaisser la température jusqu'à — 35°.

Préparé en chauffant de l'alcool éthylique avec de l'HCl sous une pression de 40 atmosphères et à 150° C., on distille le produit de réaction et on obtient C^2H^5Cl, qui, déshydraté et redistillé, est recueilli dans un vase à basse température; il est très condensable.

Ce C^2H^5Cl est peu soluble dans l'alcool, son poids spécifique à 0° est 0,921 ; il se solidifie à — 29°, se volatilise à la température ordinaire sans laisser de résidus; introduites dans l'eau, ses vapeurs ne donnent pas le rouge au tournesol et on n'a aucun précipité avec AzO^3H ni avec $AgAzO^3$.

Recherches expérimentales

Passons aux recherches expérimentales et, avant de rien faire sur des animaux, nous prendrons quelque tracé normal de la circulation et de la respiration, car cet élément est indispensable pour pouvoir différencier les modifications qu'y apporte le **chlorure d'éthyle.**

Le docteur Thiessing, de Hildesheim, a constaté, en 1896, au congrès de Hanovre, des anesthésies inattendues par le **chlorure d'éthyle** qui survenaient très rapidement; la respiration restant normale, le réflexe cornéen ne disparaissait pas, le visage prenait une forte teinte rouge sans période d'excitation.

Le *Zahnärtztliche Wochenblatt* (1896) a publié une note due à Sourlier et Brian, de Lyon, sous le titre : « La thérapeutique actuelle », d'après laquelle l'anesthésie se produit assez vite et durant cinq à dix minutes avec 5 ou 6[cc], et 8427 anesthésies auraient été administrées à Lyon avec notre chlorure en concurrence avec le bromure d'éthyle, le bromure d'éthylène et son chlorure, et tous leurs isomères CH, CH^3, Cl^2, etc.

Si Brian eut des insuccès, il ne les dut qu'au chlorure d'éthylidène.

Comme on le voit, la chimie a des dénominations qui portent à de graves confusions, car ce n'est pas avec notre **chlorure d'éthyle** qu'ils éprouvèrent des désagréments.

Ludwig fait remarquer combien l'irritation exercée sur le malade pendant l'inhalation peut entraver la marche de l'anesthésie et que, plus le **chlorure d'éthyle** est pur, plus l'anesthésie est facile.

Le maître connu Thiessing remarque la persistance du réflexe cornéen et pupillaire, même pour des anesthésies d'un quart d'heure.

Le docteur Ruegg, de Bâle, entreprit des expériences sur les animaux dans le laboratoire du professeur Metzner ; en voici succinctement quelques-uns des principaux résultats :

Les mouvements du cœur et la respiration demeuraient invariables au commencement de l'inhalation ; au bout de trois minutes, le réflexe cornéen disparut, une minute après, la respiration était spasmodique : faisant respirer des vapeurs concentrées (mélangées toutefois à l'air exhalé), la respiration devint convulsive, la pression sanguine augmenta et diminua ensuite lors de la cessation de l'effet des vapeurs concentrées; au bout de trente-neuf minutes, l'animal mourut.

Dans une deuxième série d'expériences, l'anesthésie fut obtenue avec mélange d'air. Les contractions cardiaques étaient plus ralenties, plus distinctes et plus fortes; six heures et demie après vinrent les convulsions musculaires et des contractions du cœur vigoureuses et lentes.

Ruegg conclut ainsi :

1° Quand l'inhalation s'arrête immédiatement après la survenance des contractions musculaires et l'agrandissement des pupilles (signe précurseur de l'imminence de la paralysie médullaire), l'animal revient toujours à lui en se réveillant promptement;

2° La courbe de la pression sanguine relevée lors de l'inhalation de vapeurs diluées témoigne d'un agrandissement vasculaire, celle relevée lors de l'aspiration de vapeurs concentrées accuse une augmentation de l'action cardiaque ou un rétrécissement des vaisseaux;

3° Parfois on observe de l'opisthotonus ;

4° Une anesthésie superficielle peut sans inconvénients être entretenue pendant longtemps chez l'animal avec des vapeurs suffisamment diluées. Des vapeurs concentrées tuent en peu de temps par asphyxie.

De plus, Ruegg pense trancher la question de l'anémie ou de l'hyperhémie du cerveau par des expériences, en trépanant des animaux trachéotomisés et anesthésiés ensuite. A la loupe, il observe une légère pâleur au début, puis un agrandissement vasculaire net persistant jusqu'à la disparition du réflexe cornéen et diminuant notablement après.

Les observations thermométriques faites après la disparition du réflexe cornéen, pendant l'anesthésie, dans le conduit auditif et le rectum, donnent une diminution de température (1°, 2° en moyenne) dans la tête, et la constante persiste dans le rectum. Ceci concorde avec le rétrécissement des vaisseaux de l'encéphale. Voyons, en résumé, ce que nous donnent nos expériences :

Sur une gouttière plaçons un chien (8 kilogr.) dont l'artère fémorale est mise en rapport avec le cylindre enregistreur par l'intermédiaire d'un tambour de Marey et d'un sphygmoscope; nous avons ainsi la circulation. Nous obtenons la respiration avec un pneumographe thoracique. Nous avons de plus la seconde et la durée pendant laquelle agit l'anesthésie.

Sous inhalation non concentrée, le tracé nous montre que la pression sanguine augmente légèrement (1°); la température reste stationnaire et la respiration est plus rapide de quatre inspirations par minute; la durée de l'anesthésie a été de dix minutes.

Sous vapeurs concentrées, le tableau change, la pression augmente de 4°; la température baisse de 3°; après cinq minutes d'anesthésie dans cet état, la respiration devient rapide et saccadée; le nombre des inspirations est doublement fort du début, tandis que l'expiration est affaiblie.

Pendant ce temps, nous remarquons *de visu* que les réflexes généraux présentent une légère contracture; les réflexes palpébraux et irido-cornéens existant faiblement lors de l'administration par inhalations non concentrées sont abolis, la pupille est dilatée.

Microscopiquement, l'étude du sang ne nous montre rien d'anormal; de même au spectroscope.

A quelle dose cet anesthésique est-il mortel? L'animal lui-même va y répondre. Nous lui administrons successivement coup sur coup 10, 20, 30, 40, 50cc et il meurt seulement à 60cc. Par quel mécanisme? Arrêt cardiaque ou asphyxie, c'est-à-dire syncope cardiaque ou syncope respiratoire? Le tracé nous le dit : la syncope respiratoire a précédé de quatre minutes la syncope cardiaque.

Tels sont les résultats avec des chiens n'ayant reçu ni morphine, ni chloroforme, ni chloral, aucune substance étrangère.

Voici ce que l'animal nous a donné, mais l'homme peut-il, lui aussi, impunément inhaler ce produit? Les probabilités font plutôt incliner vers l'affirmative.

Inhalons donc et analysons nos sens dans ce but.

L'odorat, le sens le premier atteint, nous donne une odeur éthérée très légère et ne nous montre au début aucun signe indiquant la suffocation.

Le goût est sucré et ne disparaît que lorsque la contraction musculaire est sur le point de se résoudre.

La vue disparaît, l'odorat persiste. On a des rêves, visions, clignements d'yeux, fixité dans l'état de confirmation anesthésique.

Par l'ouïe, on entend souvent tout; la mémoire subsiste, en sorte que les faits extérieurs en tant que bruits persistent; la pensée se poursuit aussi pour donner lieu à des rêves qui sont pris au réveil pour des réalités. Ce réveil est très agréable, rapide, mais les faits passés pendant l'anesthésie semblent longs.

Durant ce temps, l'anesthésiste a observé le pouls. Avant il était gros et comptait 80, pendant il n'a pas changé au point de vue force, mais comptait 92; après il était petit et revenait à 88.

De même la respiration, au début plus rapide qu'avant, était calme pendant et après.

Pendant l'anesthésie, on observe un engourdissement des membres, battements du cœur et du cou (signe de l'élargissement des vaisseaux), puis une sensation agréable d'engourdissement général pendant lequel les mouvements volontaires pouvaient être exécutés, bien qu'avec effort, puis perte de connaissance, réveil prompt et sans douleur consécutive.

Presque toujours de la rougeur et une forte transpiration des patients, qui s'explique par l'élargissement des artérioles superficielles.

Dans l'anesthésie prolongée, la pâleur succède à la rougeur.

Au fond, pas d'altération notable du pouls et de la respiration ; la respiration accélérée du début est toute psychique. Quelques vomissements, surtout chez les enfants ; absence d'excitation sexuelle ; l'air expiré est dépourvu de l'odeur d'ail propre à de nombreux anesthésiants.

Mais ces expériences sont-elles concluantes ? Presque, s'il ne s'agissait plus que de quelques sujets normaux, de bonne constitution, d'état général satisfaisant et à jeun.

Cherchons donc des sujets anormaux au point de vue pathologique parmi les 11 000 anesthésies faites par nous.

OBSERVATIONS

Cardiaque. — Jeune homme, 24 ans, aucun antécédent intéressant, ni personnel, ni héréditaire. L'anesthésie a été faite surtout au point de vue des symptômes suggestifs. Les vapeurs de chlorure sont légères et agréables ; toutefois, si les yeux ne sont point protégés, il y a picotements, et c'est pour cette seule raison que le malade cherche à écarter le masque au début de l'inhalation. La salivation est assez abondante, le goût sucré disparaît pour laisser place à un goût salé, les tempes se serrent, la tête devient lourde, les sifflements se font entendre, les muscles vous abandonnent et l'anesthésie se confirme.

Dans cette analyse, 35^{cc} ont été employés, le malade (proche parent) cherchant à analyser en refusant l'anesthésie.

Après, la circulation est normale, la respiration ample. Ce malade, réveillé, sort pour aller à ses occupations quelques minutes après.

GROSSESSE. — Mme X..., 34 ans, enceinte de six mois, ayant fait 30 kilomètres en chemin de fer. Anesthésiée avec 6^{cc}, durée trois minutes, respiration, circulation normales, face légèrement cyanosée, anesthésie confirmée avec résolution musculaire, il y a même évacuation des urines. Après avoir subi six ablations dentaires difficiles, la malade est dans son état normal.

Mme K..., 28 ans, grossesse de sept mois, ablation de quatorze dents provoquant abcès à répétition. La malade est dans un état de prostration étonnant, ne s'étant pas reposée depuis un mois; déglutition impossible, suite d'amygdalite infectieuse. Anesthésie normale, durée quatre minutes, opération de même et à neuf mois accouchement de deux jumeaux bien portants.

NEURASTHÉNIE. — Jeune homme, 23 ans, neurasthénique au dernier degré, deux tentatives de suicide. Anesthésie calme, sans période d'excitation, 5^{cc}, durée trois minutes, réduction de quatre doigts de la main droite luxés par suite de chute de tramway, réveil à l'état normal en quarante-huit secondes.

ALCOOLIQUE. — Jeune homme, 19 ans, aucune période d'excitation, ablation de deux ongles incarnés. Celle-ci faite, le malade sort comme d'un rêve et se lève pour partir. Période très passagère et post-opératoire.

— Femme, 40 ans, alcoolique incorrigible, très émue avant opération, battements de cœur, respire avec bonne volonté, anesthésie confirmée sans la moindre excitation, opérée sans la moindre douleur (dix-neuf dents), satisfaction complète, le pouls un peu rapide; l'opération a duré quatre minutes : endormie, opérée et réveillée.

NERVEUX. — Jeune fille, état général bon, tempérament hystérique, très susceptible à l'excitation périphérique. Anesthésie facile mais lente, 5^{cc}. Évacuation après résolution musculaire.

ANÉMIQUE. — Jeune femme, 33 ans, hémorroïdes externe et interne, prolapsus anal, anesthésie normale, réduction sans accident, quoique les anesthésies pour opérations périnéales soient réputées dangereuses; 10^{cc} de C^2H^5Cl.

APRÈS INGESTION. — Après avoir mangé pain, viande, pommes, carottes et navets crus, bu plus que de coutume, le sujet expérimenté (l'auteur) fut endormi avec 6^{cc}; légère période d'excitation, aucune indisposition.

ASTHMATIQUE BRONCHITEUX. — Homme, 55 ans, asthmatique bronchiteux chronique depuis vingt-cinq ans (père de l'auteur). Respiration rude au début et lente, émission de glaires trachéales. Anesthésie avec 6^{cc}, pas de suffocation. Réveil lent, sans malaise, quelques tressaillements au début.

DÉBILITÉ. — Une femme, 65 ans, ne pouvant pas monter un étage sans aide, après neuf mois de lit, soutenue par ses deux fils, ayant peur, tremblant. Syncope avant l'anesthésie. Quelque temps après, anesthésiée avec 10^{cc}, ablation de quatorze loupes dont la plus grosse avait la dimension du poing, la plus petite celle d'une noix. Anesthésie dix-neuf minutes avec 40^{cc} de C^2H^5Cl, réveil normal.

TUBERCULEUX. — Homme, 45 ans, crache le sang depuis trois ans, caverne pulmonaire au sommet droit, ramollissement du sommet gauche, induration à la base gauche; ablation de treize dents sans aucun incident.

Etc., etc., etc.

Telles sont les quelques observations typiques recueillies.

Mais cet anesthésique peut-il tuer?

Le chien nous a montré qu'il était mortel, pour lui, à la dose de 60^{cc}.

Mais pour l'homme? Naturellement, tuant le chien, il peut tuer tout autre être, car, quel que soit l'anesthésique employé, quelles que soient ses propriétés, dès lors que dans l'organisme il tient la place d'éléments indispensables à la vie (O), tôt ou tard il tuera.

Il faut cependant faire remarquer ici un fait qui n'est pas assez reconnu par le public, qu'il est permis de mourir subitement chez son gantier, chez son bottier ou son boucher, mais qu'il est formellement interdit de mourir subitement chez son médecin; ceci est cependant normal dans les anomalies de notre existence et même plus encore chez le médecin, car souvent la peur nous guette et nous tue.

Quelle est la nature des modifications que subissent les organes et les globules sanguins, en particulier chez l'homme? La microscopie, de ce côté, nous répond par néant, tout se passe comme dans le meilleur des mondes; c'est le cas de le dire, ce n'est pas un organisme que l'on endort au kélène, c'est son âme!

Chez l'homme, existe-t-il des accidents qui soient

ou initiaux (irritatifs, mécaniques), ou toxiques (opératoires ou post-opératoires)?

Les premiers surviennent aux premières aspirations de l'anesthésique. L'irritation de la muqueuse trachéale se transmet, comme on le sait, par les fibres du trijumeau et du laryngé supérieur aux centres bulbaires, de là elle se réfléchit par le centre réflexe sur le pneumogastrique et les ganglions modérateurs du cœur, et alors annihile les fonctions de ce noble organe.

C'est donc par pur mouvement réflexe. Or le goût, l'odorat, dont nous avons analysé les sensations, nous montrent que l'on n'a aucun dégoût, aucune surprise, que le C^2H^5Cl pur est plutôt agréable, et les statistiques nous donnent la preuve du néant des accidents à redouter; pour notre part, nous n'avons jamais eu même un soupçon d'accident.

Les accidents toxiques pendant l'opération se produisent parce que la surcharge du produit surprend l'organisme dans sa vitalité, il éprouve une grande difficulté à pouvoir éliminer cette dose : la respiration artificielle pour éliminer celui-ci et rappeler celui propre à la vie en est la preuve.

Paul Bert a étudié ces lois et surtout avec grand soin l'influence de la tension de la vapeur toxique dans l'air inspiré. Il a pu démontrer qu'il y a une zone maniable, c'est-à-dire une certaine tension de vapeur de 6 à 10 % qui permet d'obtenir sans danger une anesthésie profonde.

En somme, d'après cela, l'état physiologique obtenu dépend moins de la quantité absolue de vapeur absorbée que de la tension de cette vapeur dans l'air inspiré.

La syncope survient dans l'administration lente ou rapide, à dose progressive ou massive, mais en tout cas quand le pour-cent du produit anesthésique est poussé trop loin ; on a alors une intoxication ou asphyxie, mot synonyme, il est vrai, pour cacher l'imperfection de l'anesthésie. Somme toute, on est en présence de deux états semblables : ou accumulation des produits anesthésiques, c'est-à-dire remplacement de l'O par le produit (intoxication par diminution d'O), ou entrée insuffisante d'O, c'est-à-dire asphyxie. Nous croyons, pour notre part, que l'un est subordonné à l'autre et que l'on a une toxi-asphyxie, si l'on peut dire, dans des cas mortels au moins, car alors tout l'organisme est pris, on a une hypersaturation de l'organisme par le produit anesthésiant.

Que faut-il éviter ?

1° L'intoxication par hypersaturation ;

2° L'asphyxie (administration immédiate d'O).

L'intoxication est facile à détourner dans le cas de notre **chlorure d'éthyle,** car aussitôt administré il ne fait que passer comme un éclair dans notre organisme ; en raison de sa volatilité il s'élimine immédiatement et si, comme le dit un de nos maîtres, l'éther peut être administré par un cocher, le **chlorure d'éthyle** peut l'être par un enfant, car aussitôt le masque enlevé on a de l'hyposaturation dans l'élément vasculaire et comme, plus un anesthésique s'éloigne des conditions de pénétration, de circulation, d'élimination de l'O dans l'organisme, plus il y aura d'accidents à craindre, et plus ces accidents seront graves, rien de semblable n'est à redouter avec notre **chlorure d'éthyle.**

Pour l'asphyxie, vu les considérations précédentes concernant la volatilisation rapide du produit, point n'est besoin d'en parler, car où un produit est immédiatement remplacé par l'O, l'asphyxie ne peut avoir lieu.

Aussitôt le masque enlevé, quinze secondes suffisent pour remplacer les vapeurs anesthésiantes par de l'air pur, c'est-à-dire sans mélange.

Quant aux accidents post-opératoires, ils sont dus à la teneur du sang en produits étrangers dont le globule sanguin se débarrasse difficilement; or, l'extrême volatilité et l'élimination non moins rapide de notre produit répondront d'elles-mêmes, le kélène effleure pour ainsi dire le globule sanguin.

Les vomissements, les céphalées, le dégoût, l'horreur attenants au chloroforme n'existent point avec le $C^2 H^5 Cl$, ainsi que nous le prouvent maintes observations personnelles.

Quelle est la durée de ces anesthésies?

Personnellement, j'ai obtenu jusqu'à quatorze minutes d'abolition complète de la sensibilité avec une seule charge, mais en renouvelant la dose on peut aller jusqu'à trente-cinq minutes, peut-être plus, n'ayant pas eu l'occasion de dépasser ce laps de temps.

Ce kélène, comme on le voit, répond à la chirurgie d'urgence : que le malade soit assis ou couché, contracté ou en résolution, à jeun ou non, d'un état général sain ou morbide, il peut et doit être employé sans appréhension. De plus, si la nature de l'opération permet la marche au patient, celui-ci peut s'en retourner chez lui sans danger, n'y voyant aucune contre-indication.

Comment, maintenant que nous connaissons le $C^2 H^5 Cl$, ses effets et ses résultats, comment l'administrons-nous ?

Trêve de tous les appareils inventés et que l'on inventera : les uns, que nous ne nommerons pas, effraient le malade ; les autres, dont nous tairons aussi le nom, sont peu commodes ; d'autres enfin nous font retomber dans l'anesthésie avec vapeurs concentrées, inspirations forcées de vapeurs plus ou moins saturées de mélanges expirés.

Le plus simple est le mieux : le modique mouchoir roulé en cornet ou la compresse avec interposition d'un imperméable, fait tout simplement d'un papier non coloré ni imprimé, — ce dernier présentant des inconvénients dus à l'encre d'imprimerie décomposée par le kélène, — au fond, du coton non serré, est encore le meilleur auxiliaire.

On place le cornet chargé à dose massive lentement sur le visage du patient en le serrant doucement à la naissance du nez pour éviter le picotement des yeux, après toutefois avoir pris les précautions d'usage dans les anesthésies générales : délacement, position couchée, bouche vide de tous corps étrangers tels qu'appareils dentaires, chiques, etc.

Quand on fait bien respirer son malade (l'exciter à cela soi-même, l'esprit d'imitation aidant beaucoup), la résolution musculaire apparaît, la pupille devient fixe et dilatée, on peut opérer.

Si l'anesthésie doit être prolongée, recharger par l'orifice supérieur du cornet environ toutes les quatre minutes et ainsi de suite. Pour le réveil enlever le cornet.

Au fond, anesthésie simple, pratique et sans danger.

Anesthésie mixte

Il est beau de faire de la chirurgie d'urgence avec un semblable anesthésique, mais si le chloroforme pouvait et même devait nous prolonger l'anesthésie, ce serait préférable, car on écarterait des manipulations précipitées et on l'emploierait pour toutes les opérations.

Pourquoi ?

1° D'abord la syncope du début du chloroforme le fait redouter de bien des médecins, surtout quand ils ne sont pas nombreux dans une intervention chirurgicale; or, dans cette maudite syncope le malade meurt, on ne sait malheureusement pas souvent pourquoi : réflexe, dit-on; mais tout anesthésiste doit avant tout faire son *mea culpa,* ce qui est dur. Avec le **chlorure d'éthyle,** pas de syncope du début, nous l'avons vu.

2° Le malade commence à s'endormir tout d'un coup, il faut être quatre à cinq aides pour le maintenir, période d'excitation qui peut durer dix à quinze minutes : pendant ce temps on a perte de temps, ennuis, manque d'aide, intoxications.

Rien de tout cela avec le $C^2 H^5 Cl$.

Maintenant, le malade dort avec le kélène, deux minutes au plus ont suffi. Faut-il continuer avec le chloroforme ? On le peut, donc on le doit, car, jusqu'à présent, on a passé la plus laborieuse étape de la chloroformisation, qui à son tour nous donne tous les avantages ; en effet, avant, ce chloroforme était dangereux par la syncope, ennuyeux à cause de l'intoxication due à la durée de la période d'excitation.

Comment le faire ?

Comment reprendre ?

Notre cornet est toujours anesthésiant ; quittons-le, il tient sur le visage du patient endormi ; prenons notre masque à chloroforme, changeons celui-ci chargé pour celui-là, on continue à administrer le chloroforme goutte à goutte, rien à part. Dès l'application du chloroforme, la pupille dilatée se rétracte et redevient normale, la respiration reprend son rythme et la circulation reste la même, les réflexes irido-cornéens existent ainsi que les palpébraux, on est en pleine période de résolution musculaire.

Nous avons opéré ainsi dans tous les cas pathologiques possibles, et rien ne nous a paru anormal, sinon que le malade était beaucoup mieux avec une anesthésie mixte qu'avec une anesthésie simple au chloroforme, car on lui avait supprimé un bon quart d'heure de $CH^3 Cl^3$, qui est le plus pénible.

Ici point de toxi-asphyxie possible avec une chloroformisation bien réglée.

Pendant la période de passage de l'un à l'autre, jamais nous n'avons observé d'accidents ni irritatifs ni mécaniques.

Après l'opération, point de vomissements, de céphalées, de nausées, de malaises, assez fréquents dans la chloroformisation simple.

Ainsi, on le voit, l'étude approfondie de ce produit porte à le préconiser aussi bien en anesthésie ordinaire qu'en anesthésie mixte, car il est appelé à être sinon le frère, — les chimistes le défendant, — au moins le mentor du chloroforme ; il nous enlève bien des inconvénients de celui-ci et nous donne en revanche des avantages réels très appréciables.

BIBLIOGRAPHIE

Prosper ALPINUS, *De Medicina Ægyptiorum* (1591). Saint-Julien. Compte rendu. T. XXVIII.

BODIN, *Démonomanie des sorciers* (1580).

BODIN, *Guidon en francoys* (1558).

Gaspard HOFMAN, *De Thorace* (caput XXIX, liv. II) [1625].

SASSARD, *Dissertations sur les moyens de calmer la douleur*, in *Journal de Physique* (1781).

Hermann DEMME, *Opium*. Courty, de Montpellier (thèse 1847).

DAVY, *Chemical researchs on the gaseous oxide of azote* (1799).

MORTON, *Mémoire sur la découverte du nouvel emploi de l'éther sulfurique, suivi des pièces justificatives* (1847).

Horace WELS, *Traité d'anesthésie chirurgicale de Rottenstein* (1830).

J. et H. LORD, *Défense des droits de Ch. Jackson à la découverte de l'éthérisation* (1848).

FLOURENS, *Comptes rendus de l'Académie des sciences* (1847), t. XXIX.

Claude BERNARD, *Leçons sur l'anesthésie et l'asphyxie.*

SIMONIN, *De l'emploi de l'éther et du chloroforme.*

DORTU et MORAT, *Les Anesthésiques* (1890).

A. LUDWIG, *De la Narcose par le chlorure d'éthyle.*

TABLE DES MATIÈRES

Nancy, impr. Berger-Levrault et Cie

www.ingramcontent.com/pod-product-compliance
Ingram Content Group UK Ltd.
Pitfield, Milton Keynes, MK11 3LW, UK
UKHW020405250726
13967UKWH00005B/2474

9 782012 893214